MANUEL DE SANTÉ.

L'Auteur donne des consultations sur toutes sortes de maladies, à son domicile, rue du faubourg St.-Jacques, n° 59; ou rue de Biron, n° 1.

MANUEL DE SANTÉ,

OU

MOYENS SIMPLES ET FACILES

DE SE TRAITER SOI-MÊME DANS LES MALADIES QUI NE RÉCLAMENT PAS RIGOUREUSEMENT LA PRÉSENCE D'UN MÉDECIN ;

OUVRAGE UTILE

Aux Pères et Mères de Famille ; aux Chefs d'établissemens où se trouvent réunis beaucoup d'individus ; aux Voyageurs ; aux Habitans de la campagne qui ne sont pas à portée des Médecins, ou n'ont pas les moyens de les appeler ; et généralement à quiconque veut se traiter soi-même dans les cas où cela est possible sans danger ;

PRÉCÉDÉ

de quelques Préceptes généraux sur la conservation de la santé, et suivi d'une Notice sur la Pulmonie et le régime à suivre par les personnes affectées de la poitrine ;

PAR JH.-CH. VALPÊTRE, MÉDECIN.

Prix : 1 Franc.

A PARIS,

Chez l'Auteur, rue du faubourg Saint-Jacques, n° 59, ou rue de Biron, n° 1 ;

Et chez J. MORONVAL, Imprimeur-Libraire, rue Galande, n°. 65.

1824.

AVERTISSEMENT.

On a depuis long-temps composé beaucoup d'ouvrages de médecine domestique, dans la vue d'être utile aux personnes qui, par état, ou à cause de leur modique fortune, sont forcées de se traiter elles-mêmes, dans les cas où la présence d'un homme de l'art n'est pas absolument indispensable.

Les uns me paraissent trop compliqués et entrent dans des détails qui nécessitent de la part du lecteur des connaissances que les gens peu fortunés ou peu instruits ne sauraient avoir ; les autres, sous une apparence d'utilité, présentent un danger réel, attendu qu'ils embrassent des maladies difficiles à reconnaître, et dont le traitement ne doit être confié qu'au médecin instruit et expérimenté. Enfin, les uns et les autres indiquent, même dans les cas les plus simples, des remèdes tellement composés, qu'ils ne peuvent être exécutés que par un pharmacien. Ces ouvrages ne sont point à la portée de tout le monde; ils n'atteignent nullement le but pour lequel ils sont faits.

J'ai fait en sorte que celui que j'offre au public soit exempt de ce reproche. Il ne contient que les affections les plus simples, dont le nom, le caractère distinctif et la marche sont généralement connus, et n'indique que des remèdes faciles à exécuter; mais des remèdes dont l'expérience de bien des années, ainsi que l'approbation des médecins les plus recommandables, attestent l'efficacité.

Néanmoins, dans certains cas simples en apparence, mais qui peuvent devenir sérieux, faute d'un traitement bien ordonné, j'ai eu soin d'inviter à appeler un médecin, seul juge de la gravité d'une affection; et j'ai cru me rendre plus utile en signalant les occasions où il y a du danger à se traiter soi-même, que si j'avais indiqué alors un traitement dont le résultat pourrait être douteux, peut-être funeste.

EXPLICATION

DE QUELQUES TERMES EMPLOYÉS DANS LE COURS DE CET OUVRAGE.

Infuser, infusion. — On infuse les fleurs, les feuilles et les sommités des plantes, en les mettant dans l'eau bouillante que l'on retire du feu.

Décoction, ébullition. — C'est l'action prolongée de l'eau bouillante sur les racines, les grosses tiges, les graines et les fruits.

Edulcoré. — C'est-à-dire rendu doux au moyen de sucre, de miel ou d'un sirop.

Dissoudre, dissolution. — C'est faire fondre une substance dans l'eau froide ou bouillante.

Acidulé. — C'est-à-dire rendu aigrelet au moyen de vinaigre ou de tout autre acide.

Etat aigu d'une maladie. — C'est lorsque la maladie est récente.

Etat chronique. — C'est lorsque la maladie dure depuis long-temps, ou peut durer toujours.

Diète. — Elle consiste à supprimer toute espèce d'alimens, et à ne prendre que les tisanes indiquées par le genre d'affection qui rend la diète nécessaire.

Emolliens.—On appelle ainsi les remèdes et surtout les cataplasmes faits avec guimauve, mie de pain, farine de graine de lin.

INTRODUCTION.

QUAND une maladie est déclarée, il est sans doute bien avantageux de pouvoir lui opposer des remèdes convenables ; mais il est plus avantageux encore de pouvoir la prévenir. C'est pourquoi, avant de parler des affections et de leur traitement, je vais donner quelques préceptes généraux sur les précautions à prendre pour ne pas tomber malade, et sur ce qu'on doit observer lorsqu'on est atteint d'une maladie interne quelconque, en attendant l'avis du médecin.

Un individu qui a de l'appétit à des heures fixes ; qui mange avec plaisir et digère facilement, qui va à la garderobe sans effort au moins une fois en vingt-quatre heures, et qui dort tranquillement pendant huit ou neuf heures la nuit, jouit d'une bonne santé. Afin de conserver cet état de santé, il convient de régler les heures du lever et du coucher, du travail, du repos et des repas. Il faut composer sa nourriture de substances de facile digestion, prises dans les viandes fraîches de boucherie, et parmi les végétaux, avec un assaisonnement simple et agréable, dans lequel il entre peu de sel, peu ou pas du tout d'épices : bien broyer les alimens avant de les avaler, et ne pas surcharger son estomac; n'avoir pour boisson que de l'eau, de l'eau mêlée avec un peu de vin, et proscrire les liqueurs fortes. En général, manger peu et souvent (trois ou quatre fois par jour.)

Nous sommes soumis à tant d'influences, environnés de tant de dangers, que l'homme le mieux portant ne peut se promettre de jouir constamment de sa bonne santé. L'air que nous respirons, les alimens que nous prenons, les lieux que nous habitons, nos exercices, nos affections, nos passions, enfin tout ce qui nous entoure, peuvent devenir causes de maladie. Il importe donc de prendre toutes les précautions possibles pour se soustraire, autant que les circonstances le permettent, aux influences nuisibles, en n'habitant que des lieux sains et bien aérés, en ne prenant que des alimens salubres, en ne se livrant qu'à des travaux proportionnés à nos forces, et en modérant nos plaisirs et nos passions; les passions surtout, de quelque nature qu'elles soient, car elles sont la cause la plus ordinaire des maladies internes.

Malgré toutes ces précautions, on peut tomber malade, sans qu'on ait pu en prévenir, en soupçonner même la cause. Mais il est rare qu'une maladie prenne tout-à-coup un caractère alarmant; elle s'annonce ordinairement par un malaise général ou partiel, un dérangement plus ou moins considérable dans les fonctions. Aussitôt donc que l'on ne se sent plus aussi bien qu'à l'ordinaire, que l'on a quelques craintes de tomber malade, il faut suspendre tout travail, prendre du repos, faire diète et ne se permettre que des boissons douces, calmantes, rafraîchissantes, comme eau d'orge, de tilleul, eau gommée et légèrement acidulée. Si après un ou deux jours on n'est pas mieux, si on n'a pu prendre du sommeil, si on a mal de tête, la bouche mauvaise, la langue plus ou moins chargée d'un enduit jaune-verdâtre, le ventre douloureux à la pression, etc., il faut se hâter d'appeler un médecin qui peut seul reconnaître, prévenir ou traiter convenablement la maladie dont on est menacé ou atteint. Alors pleine confiance en son talent, entière soumission à ses ordonnances, et surtout sécurité et espoir.

Toutes les maladies ne nécessitent pas la présence d'un médecin; il en est de très-simples, de nullement dangereuses que l'on reconnaît très-facilement et que l'on peut traiter sans avoir acquis beaucoup de connaissances en médecine; quelques conseils suffisent dans ces cas. D'ailleurs on n'est pas toujours à portée des gens de l'art et on n'a pas toujours le moyen de les appeler, surtout pour de légères affections, qui ordinairement se terminent heureusement d'elles-mêmes ou par l'emploi de remèdes bien simples, que l'on peut faire soi-même ou se procurer facilement. Je vais exposer ces légères affections et indiquer les remèdes convenables, ayant soin de signaler les cas où il n'est pas prudent de s'en rapporter à soi-même ou aux personnes qui n'ont d'autres connaissances en médecine que celles qu'elles ont acquises par l'habitude ou par la lecture de ce Manuel. En écrivant ce livre, j'ai eu l'intention d'être utile; c'est pourquoi je me garderais bien de laisser croire qu'avec son secours on puisse se passer des soins d'un médecin, quel que soit le cas qui se présente; car alors je rendrais un bien mauvais service aux personnes qui le consulteraient avec une aveugle confiance, et je serais digne de blâme.

MALADIES,

INDISPOSITIONS, INCOMMODITÉS,

PAR ORDRE ALPHABÉTIQUE. (*Voy. la Table.*)

AIGREURS DE L'ESTOMAC.

On éprouve cette incommodité, principalement pendant ou après les repas, soit qu'elle dépende de la présence d'alimens faciles à s'aigrir dans l'estomac, ou qu'elle soit l'effet d'une mauvaise digestion. On néglige ordinairement les aigreurs accidentelles, car elles ne sont pas de longue durée et cessent à mesure que la digestion avance. Si les aigreurs d'estomac se manifestent souvent, à des époques plus ou moins éloignées des repas, il convient alors de les combattre. On fait prendre aux enfans à la mamelle *une cuillerée à café de sirop de chicorée composé*, ou *une cuillerée d'une infusion faite avec semences d'anis vert, quatre gros; safran, un gros dans deux livres d'eau, édulcorée avec sirop de chicorée, deux onces.* Les adultes peuvent prendre plusieurs verrées de cette infusion, ou *un demi-gros de magnésie calcinée, dans un verre d'eau sucrée*, ou *dans une tasse de lait.*

ASPHYXIE PAR LE CHARBON, LES GAZ ET LE FROID.

Que l'asphyxie soit l'effet du charbon, ou des cuves en fermentation, ou de l'air méphitique des fosses d'aisances, etc., les secours sont à peu de chose près les mêmes. Il faut se hâter de sortir le malade du lieu méphitisé, l'exposer au grand air; le déshabiller et faire sur lui des aspersions d'eau froide; faire en sorte de lui faire avaler de l'eau froide acidulée avec quelques gouttes de vinaigre; lui donner des lavemens d'abord avec deux tiers d'eau froide et un tiers de vinaigre, ensuite avec une poignée de sel dans de l'eau commune. On chatouillera l'intérieur du nez avec la barbe d'une plume, et l'on poussera de l'air dans les poumons, en soufflant avec un tuyau soit dans la bouche soit dans l'une des narines, en tenant l'autre bouchée avec deux doigts. Il faut réitérer ces secours jusqu'à ce que l'on soit bien assuré de la mort de l'individu.

Dans l'asphyxie par le charbon, ou par l'air des cuves, on peut approcher des narines du malade un flacon d'alcali volatil, ou de vinaigre radical, dès qu'il commence à respirer.

Dans le cas d'asphyxie par le grand froid, on envelopera le corps du malade dans une couverture de laine ; on le déshabillera et on le mettra dans un lit sans le bassiner. On le mettra ensuite dans un bain froid dont on élevera par degrés la température, en y versant de l'eau chaude jusqu'à ce qu'il ait acquis la chaleur d'un bain ordinaire. Pendant que le malade sera dans le bain, on lui fera sur le visage des aspersions d'eau froide à plusieurs reprises. On lui chatouillera l'intérieur du nez avec la barbe d'une plume trempée dans l'alcali volatil affaibli, et on lui poussera de l'air dans les poumons, au moyen d'un tuyau introduit dans les narines. On mettra dans la bouche de l'asphyxié quelques grains de sel, et on lui fera avaler des cuillerées d'eau froide avec quelques gouttes d'eau de mélisse ou de Cologne. A mesure qu'il pourra avaler, on lui donnera un petit bouillon ou un verre de vin mêlé avec un peu d'eau, ayant soin d'éviter les liqueurs spiritueuses, et de ne donner d'alimens solides que lorsque les forces seront revenues.

ASTHME.

Cette difficulté de respirer continuelle ou

périodique, affecte surtout les personnes avancées en âge. Lorsque le malade tousse beaucoup sans expectorer et qu'il sent de l'acreté dans le gosier, sans sifflement ni râlement, il doit prendre d'heure en heure une cuillerée de la potion suivante : *Racines de guimauve une once; feuilles de grande consoude une demi-poignée; quinze jujubes sans noyaux; faites bouillir le tout dans une chopine d'eau; passez et ajoutez une livre de sucre, et faites cuire jusqu'à consistance de sirop.* On peut encore prendre en se couchant pendant plusieurs jours, dix grains de fleurs de soufre avec trois grains de benjoin dans un œuf mollet. Dans un cas plus grave, il faut consulter un médecin.

BRULURE.

Dans une brûlure légère qui n'a pas entamé la peau, il suffit de tenir la partie dans l'eau froide renouvelée à mesure qu'elle s'échauffe, ou de la couvrir de compresses trempées dans de l'eau où l'on a fait dissoudre quelques grains de sel de saturne (eau végéto-minérale.) Si la brûlure a produit des cloches, il faut les ouvrir, laisser sortir l'eau qu'elles renferment, et ne point enlever l'épiderme : après cela on couvre la plaie d'un mélange de cérat et quelques gouttes de laudanum liquide, et on recouvre le tout avec des compresses trempées dans l'eau de Goulard. Ce remède doit être renouvelé jusqu'à parfaite guérison. Si la brûlure intéresse les yeux, la poitrine ou le ventre, il faut recourir au médecin.

COLIQUES.

Les coliques modérées, celles surtout causées par la présence des vents, cèdent assez souvent aux lavemens tièdes, faits avec une once de graine de lin dans une livre d'eau. Il est utile de boire plusieurs verres d'une *infusion d'un demi-gros de semence d'anis dans deux livres d'eau avec deux onces de sucre. Une décoction de deux têtes de pavots dans deux livres d'eau*, à laquelle on ajoute *une once de sirop de coquelicot*, après l'avoir passée, a eu de bons résultats. En général cette incommodité est peu dangereuse. Si cependant les coliques persistaient et qu'elles fissent des progrès, alors elles pourraient être le symptôme d'une affection grave, et exigerait l'examen d'un homme de l'art. Les peintres en bâtimens, les potiers d'étain, les ouvriers en plomb, les faïenciers, les mineurs et les personnes qui habitent près des manufactures où les préparations de plomb sont employées, ne doivent confier le traitement de leurs coliques qu'à un médecin.

CONSTIPATION.

Lorsqu'on est deux, trois, quatre jours sans aller à la garderobe, on est constipé. Pour remédier à cette incommodité, qui, en se prolongeant davantage, pourrait causer une inflammation des intestins, il faut prendre un ou deux lavemens à la graine de lin, boire de l'eau de pruneaux, prendre des bains de siége; si ces moyens bien simples ne suffisent pas, on prendrait une once d'huile de ricin dans une once de mucilage de gomme arabique bien mêlées, auxquelles on ajoute une once de sirop de limon. Chez les enfans on se borne à de demi-lavemens, à des cataplasmes de mie de pain et de farine de graine de lin sur le ventre, et à quelques frictions sur cette partie avec un peu de beurre frais.

CONTAGION.

Les personnes qui habitent des lieux où règnent des épidémies contagieuses; celles qui par état ou autrement, approchent fréquemment des individus atteints de maladies contagieuses, telles que le typhus, la fièvre d'hôpital, etc., et qui sont exposées à respirer un air chargé de miasmes putrides, doivent redouter la contagion, et prendre les précautions suivantes : fuir les lieux où un grand nombre d'individus sont successivement ou presqu'en même temps frappés de maladies qui se communiquent ; fuir ceux qui avoisinent les voiries, les amphithéâtres de dissection, les eaux marécageuses et croupissantes ; éviter les alimens dont l'odeur annonce un commencement de putréfaction : ne pas rester long-temps auprès des malades atteints de contagion : observer une grande propreté de corps, dans le linge et les habits. Laver, arroser, balayer souvent son habitation ; y brûler de temps en temps du vinaigre sur une pêle rougie au feu ; y laisser circuler l'air ; porter sur soi un flacon de fort vinaigre, en respirer, s'en frotter les mains, en répandre sur ses habits.

CONTUSION.

Quand une contusion est légère, il suffit d'exercer une faible compression sur la partie où le coup a porté, et d'y appliquer de l'eau salée, de l'eau de boule, de l'eau-de-vie camphrée. S'il y a entamure, déchirement, il convient d'appliquer un cataplasme de mie de pain, de fleur de sureau et de camomille dans une partie égale d'eau et de vinaigre, entre deux linges. Mais si la contusion est considérable, si elle intéresse les nerfs, les vaisseaux, les os, il faut avoir recours à un médecin.

CONVULSIONS.

Les convulsions sont souvent le symptôme ou l'effet d'une maladie grave ; alors il est à propos d'appeler un médecin qui reconnaîtra et combattra la cause. Néanmoins on peut, chez les enfans, administrer du sirop de chicorée, de fleurs de pêcher, lorsqu'il y a lieu de croire que les convulsions sont dues à la présence du méconium ou des vers dans les intestins. En général on peut faire usage de tous les remèdes calmans, tels que infusion de tilleul, à laquelle on ajoute de l'eau de fleurs d'oranger une demi-once, et du sirop diacode une once ; lavemens d'eau de têtes de pavots : application sur les membres convulsés de cataplasmes faits avec laitue hachée ou farine de grain de lin, arrosée de quelques gouttes de laudanum liquide.

COQUELUCHE.

Cette maladie qui attaque principalement les enfans et les constitutions faibles, commence par un catarrhe pulmonaire. Néanmoins, l'estomac étant surtout affecté, il convient d'employer des moyens propres à calmer : l'ipécacuanha donné à la dose d'un ou deux grains dans une cuillerée d'eau sucrée calme la toux violente et favorise l'expectoration. On donne ensuite des calmans, tels que eau distillée de fleurs d'oranger une once, avec sirop diacode une demi-once. Vers la fin, s'il y a un peu de fièvre, on fait prendre au malade une décoction de quatre gros de quinquina dans une livre d'eau édulcorée avec deux onces de sucre ou de miel. La coqueluche cède toujours à ce dernier moyen.

CORS AUX PIEDS.

Ces tubercules ou durillons étant presque toujours dus à l'étroitesse des chaussures, on s'en garantit en n'en portant que de larges et peu rudes. Le moyen le plus sûr pour guérir les cors, c'est de les ramollir par plusieurs bains de pieds chauds, et de les arracher avec les ongles. (Si leur profondeur exige le bistouri, il faut confier l'opération à un médecin.) On couvre ensuite la partie avec un emplâtre de diachylon. Si les cors repoussent, il faut les extirper de nouveau. Tous autres moyens sont insignifians, et ne sont nullement avoués des gens de l'art : les charlatans seuls en colportent et vendent de plusieurs sortes parce qu'ils ont besoin de faire des dupes pour vivre.

COUP DE SOLEIL.

Cette espèce d'érysipèle causé par l'action

d'un soleil ardent, se termine d'elle-même lorsqu'elle est légère. Dans tous les cas, il suffit d'appliquer sur la partie des compresses trempées dans l'eau de sureau, ou dans l'eau végéto-minérale (quelques grains de sel de saturne dissous dans un verre d'eau.) On boira de l'eau d'orge miellée, ou acidulée avec sirop de vinaigre.

COUPURE.

Une coupure légère faite aux muscles par un instrument tranchant, ne présente aucun danger. On la laisse saigner, et on réunit ensuite les deux lèvres de la plaie au moyen de bandes de linge, ou de bandelettes de diachylon gommé, sans employer ni onguents ni spiritueux. La plaie soustraite au contact de l'air se cicatrise d'elle-même en peu de temps. S'il y avait hémorrhagie abondante, si la coupure intéressait la tête, la poitrine ou le ventre, il faudrait appeler promptement un médecin.

COURBATURE

On appelle ainsi l'état d'un individu qui éprouve des lassitudes dans les membres, des douleurs dans le dos, enfin un malaise général auquel se joint un manque d'appétit. Ce n'est pas à proprement parler une maladie, mais presque toujours le prélude d'une maladie. Si le repos, la diète et une infusion de tilleul sucrée prise chaude en se mettant au lit, ne dissipent pas le malaise, il faut appeler le médecin.

CROUP.

Cette maladie attaque surtout les enfans dans les saisons froides et humides. Elle consiste dans l'inflammation du conduit aérien et dans la formation d'une membrane qui, en s'opposant au passage de l'air, forme obstacle à la respiration et étouffe le malade. Le traitement doit avoir pour objet d'empêcher cette membrane de se former, ou de la détruire si elle existe. Dans le premier cas on a recours à l'application de sangsues autour du cou, d'un vésicatoire sur la poitrine; dans le second, à un vomitif: on doit pour cet effet appeler promptement un médecin, aussitôt que chez un individu le timbre de la voix changé, aigu, glapissant, semblable au cri d'un jeune coq, que la respiration difficile et sifflante, la toux rauque et le pouls fort et fréquent, font craindre le croup. Néanmoins, si le moment, le lieu, ou toute autre circonstance, s'opposait à ce qu'on se procurât le secours d'un médecin, il faudrait donner à l'enfant une ou deux cuillerées de sirop d'ipécacuanha, ou trois ou quatre grains de poudre d'ipécacuanha dans le quart d'un verre d'eau sucrée, et faire boire ensuite de l'eau tiède sucrée, de manière à déterminer deux ou trois vomissemens. Ce moyen très-simple et facile réussit assez bien : on traite après cela comme pour le rhume aigu.

DÉFAUT D'APPÉTIT.

L'inappétence est souvent l'effet ou le symptôme d'une maladie : dans ce cas, c'est la maladie principale qu'il faut attaquer, et le retour à la santé ramène l'appétit. Cependant, lorsque sans être malade, sans cause connue, on manque d'appétit, il suffit de ne pas manger, mais de boire des boissons apéritives, délayantes, telles que tisane faite avec orge et chiendent, tilleul infusé et miellé, etc. ; quelques grains de rhubarbe ou de quinquina pris dans la première cuillerée de soupe, pendant huit jours, sont souvent utiles en pareil cas : mais rien n'égale l'exercice et le travail pour aiguiser l'appétit.

DÉFAUT DE LAIT.

Le défaut de lait peut être dû à plusieurs causes qu'il faut laisser au médecin le soin de reconnaître et de combattre. Le seul conseil qu'on puisse donner ici aux nourrices, c'est de les inviter à fuir le repos et l'oisiveté ; de se livrer à un exercice modéré, tel que la promenade en bon air, et à de légers travaux, qui, en mettant les membres supérieurs en action, réveillent le ton des mamelles ; à prendre une nourriture saine, succulente et suffisante ; à éviter les passions tristes ou violentes, et surtout les excès de l'amour. Il faut s'abstenir de tous les remèdes locaux vantés par les commères ou les charlatans. On ne doit se permettre que les cataplasmes faits avec feuilles de fenouil ou de menthe ; leur application sur les seins peut en augmenter l'action, et déterminer une sécrétion de lait plus abondante.

DENTITION.

Les accidens de la première et de la seconde dentition sont si nombreux et si funestes, qu'il est toujours prudent d'en confier le traitement à un médecin. Cependant on ne risque rien à combattre le vomissement par l'eau gommée, l'eau de fleurs-d'orange, le sirop diacode pris séparément, ou mêlé à petites doses ; la diarrhée par les demi-lavemens de graines de lin et de têtes de pavots, et l'eau de riz avec sirop d'écorces d'orange. Le médecin seul doit agir dans le cas d'irruption difficile des dents.

DENTS,

SOINS QU'ON DOIT EN PRENDRE.

Lorsqu'on est assez heureux pour posséder de belles et bonnes dents, et que l'on jouit d'une santé assez bonne pour pouvoir espérer qu'elles se conserveront dans cet état satisfaisant, tous les soins des dents se réduisent à les faire nettoyer par un dentiste lorsqu'elles se couvrent d'un tartre qui résiste à la brosse; à entretenir soi-même cette netteté rendue par l'opération, en se rinçant la bouche et se brossant fréquemment les dents, surtout après les repas; en évitant de boire ou de manger quelque chose de très-froid, après avoir pris quelqu'aliment ou boisson d'une température élevée, et en évitant aussi soigneusement de mettre ses dents en contact avec des substances irritantes, corrosives, ou de s'en servir pour mâcher et couper des corps très-durs.

La douleur des dents peut être calmée par l'application d'un peu de coton imbibé de laudanum; quelquefois elle ne cède qu'à l'extraction de la dent malade. Ce dernier moyen est le seul à employer pour les dents profondément carriées, et qui exposent les dents voisines à se gâter. En général tous les remèdes locaux sont inutiles, peut-être sont-ils nuisibles dans les affections des dents qui reconnaissent pour cause des maladies internes, la constitution, le tempérament des individus. C'est surtout rendre un grand service au public que de le prévenir de se tenir en garde contre tous les prétendus spécifiques, les dentifrices, les remèdes odontalgiques colportés et prônés par les charlatans.

DÉVOIEMENT.

Quoique le dévoiement soit presque toujours l'effet d'une autre maladie, et qu'il faille pour l'arrêter en attaquer la cause, on peut sans inconvénient et avant d'avoir l'avis d'un médecin, prendre des précautions qui ne peuvent qu'être utiles, telles que suppression d'alimens, boissons avec gomme arabique, ou quelques feuilles d'aigremoine que l'on fait bouillir dans deux livres d'eau; lavemens avec eau de graine de lin; bains de siége; applications émollientes sur le basventre. La diarrhée réclame les mêmes soins et les mêmes précautions, *toujours à défaut de médecin.*

DIGESTION DIFFICILE.

La mauvaise digestion peut dépendre ou de la disposition de l'estomac, et, dans ce cas, cet organe est affecté d'une maladie qui nécessite la diète et les soins d'un médecin, ou bien elle dépend uniquement de la qualité ou de la quantité des alimens et de leur préparation. Dans cette dernière supposition, je ne puis que donner les conseils consignés au commencement de cet ouvrage, et qui sont de se lever matin, se coucher de bonne heure, régler les heures des repas qui doivent être plus nombreux que copieux, composer sa nourriture d'alimens sains, bien cuits et assaisonnés très-simplement, manger lentement et bien broyer avant d'avaler, ne pas entasser une trop grande quantité d'alimens dans l'estomac, sortir de table plutôt avec une disposition à pouvoir encore manger, qu'avec un sentiment de plénitude qui gêne. Ajoutez à ces précautions l'exercice, le travail modéré, le séjour au grand air.

DOULEUR DE L'ANUS OU DU FONDEMENT.

Souvent dans le dévoiement occasionné par des substances irritantes ou purgatives, ou dans le cas de constipation, les selles sont suivies d'une douleur assez gênante au fondement. Cette incommodité se dissipe ordinairement d'elle-même au bout d'un certain temps. Cependant, pour se procurer de suite du soulagement, il faut prendre un lavement à la graine de lin, exposer le siége à la vapeur d'une eau dans laquelle on a fait bouillir des fleurs et des feuilles de guimauve et se laver le fondement avec cette eau, rester en repos et boire de l'eau d'orge ou de l'eau gommée.

ÉCORCHURES.

Les écorchures, égratignures, excoriations, lorsqu'elles sont légères, se guérissent d'elles-mêmes ; il suffit de les soustraire au contact de l'air. Si elles sont un peu profondes, il faut les bassiner avec de l'eau végéto-minérale, et appliquer dessus un linge trempé dans cette eau et le renouveler deux fois par jour. Il ne faut pas employer les corps gras qui en pareil cas font naître des ulcères. Cependant, si l'inflammation était suivie de suppuration, il faudrait panser avec du cérat de saturne étendu sur du papier brouillard, jusqu'à parfaite guérison.

EMBONPOINT EXCESSIF.

L'embonpoint n'est pas toujours la preuve d'une bonne santé, car il est rare qu'on n'en soit pas incommodé. Quoi qu'il en soit, ce n'est qu'avec beaucoup de circonspection qu'on doit chercher à le diminuer, et tout ce qu'on pourrait se permettre sans danger, c'est de prendre un peu plus d'exercice qu'à l'ordinaire, en augmentant par degrés, et de diminuer peu à peu la quantité d'alimens. De cette manière, le corps faisant de plus grandes pertes, et ne les réparant plus autant, l'embonpoint doit nécessairement diminuer, ou au moins ne plus faire de progrès.

EMPOISONNEMENT.

Quoiqu'il soit indispensable de confier au médecin le soin de prévenir ou d'arrêter l'effet d'un poison quelconque, je vais tracer la conduite que l'on doit tenir en attendant ses conseils. Quelle que soit la cause de l'empoisonnement, lorsqu'après avoir avalé une substance dont la présence dans les voies digestives détermine une ardeur brûlante de l'estomac, le gonflement de la gorge, des douleurs atroces d'entrailles (poisons corrosifs) ou bien le vertige, la léthargie, le délire furieux, les convulsions, les vomissemens (poisons narcotiques), il faut le plus promptement possible gorger le malade d'eau miellée, d'eau de guimauve, de riz, de graine de lin, de lait, de bouillon gras, etc. Si l'on est certain que la substance vénéneuse n'est pas un vomitif, on excite le vomissement par les huiles, le beurre fondu, l'eau tiède, etc.; et lorsque le malade a vomi on lui fait boire de l'eau sucrée, du lait coupé avec de l'eau de chaux, si l'empoisonnement est dû à l'arsenic; de l'eau sucrée seulement, s'il est dû au vert-de-gris; une infusion de thé, de quinquina, de noix de galle, s'il est dû à l'émétique; deux ou trois blancs d'œufs délayés dans de l'eau sucrée et gommée, s'il est dû au sublimé-corrosif; de l'eau de savon, de la magnésie calcinée, de l'eau gommée, s'il est dû à l'eau forte, aux autres acides ou aux cantharides; de la limonade, du vinaigre étendu d'eau, du café pur, s'il est dû à l'opium; on administre des vomitifs et des lavemens purgatifs, s'il est dû à la ciguë ou aux champignons. Dans tous les cas, quand on en a la facilité, il faut avoir recours au médecin.

ENCHIFRENEMENT.

Cette incommodité qui provient le plus souvent de l'introduction d'une poudre ou d'une vapeur irritante dans le nez, ou du refroidissement des pieds, se guérit d'elle-même. Néanmoins on peut lui opposer les bains de pieds très-chauds, et diriger des vapeurs émollientes vers le nez. (*V. Rhume.*)

ENGELURES.

On les prévient en habituant les mains au froid, et on les combat lorsque le gonflement et la douleur sont peu considérables, en les lavant avec de l'eau-de-vie, en tenant les mains dans une décoction de noix de galle, ou en les couvrant de compresses trempées dans l'eau végéto-minérale. S'il y a ulcération et gonflement douloureux, on couvre la partie de cérat de saturne, de cataplasmes émolliens froids, de compresses trempées dans une dissolution d'extrait aqueux d'opium, et on la tient en repos, ayant soin de la soustraire au froid.

ENTORSE.

Quand elle est légère, la douleur se dissipe, l'engorgement se résout et les mouvemens deviennent faciles en peu de temps, par le repos de la partie et l'application de compresses trempées dans l'eau froide renouvelée. Lorsque l'entorse est un peu grave, il faut appliquer la glace pilée, tenir la partie plongée dans l'eau froide renouvelée à mesure qu'elle prend de la chaleur; après quoi, la couvrir de compresses trempées dans l'eau végéto-minérale, l'eau-de-vie camphrée seule, ou dans laquelle on a fait fondre du savon blanc. Si l'accident présente plus de danger, la prudence exige que l'on appelle un homme de l'art.

ERYSIPÈLE.

L'érysipèle léger se traite comme il a été

dit à l'article coup de soleil ; mais comme souvent il est l'effet d'un dérangement intérieur, c'est au médecin seul à s'occuper de la maladie principale.

ESQUINANCIE ou MAL DE GORGE.

Lorsque l'inflammation est légère, on se gargarise souvent avec de l'eau d'orge à laquelle on ajoute du sirop de vinaigre ; on dirige des vapeurs tièdes et émollientes vers la gorge, et sur la fin, on doit ajouter au gargarisme quelques grains de poudre de quinquina. Les bains de pieds bien chauds peuvent être utiles. Si l'angine était très-grave, elle réclamerait des moyens perturbateurs que le médecin seul doit diriger.

EVANOUISSEMENT.

Il est des personnes qui pour être restées trop long-temps sans prendre d'alimens ou pour en avoir pris en trop grande quantité, sont atteintes d'évanouissement. Dans le premier cas, il faut manger plus fréquemment ; dans le second, manger avec modération. D'autres personnes éprouvent cet effet à la vue d'une blessure profonde, d'une amputation, ou à la nouvelle d'un grand malheur ; alors il faut porter l'individu au grand air, lui faire respirer du vinaigre, de l'eau de mélisse, de l'éther sulfurique. Les convalescens qui en se levant du lit éprouvent cette incommodité, doivent se recoucher, et prendre les mêmes précautions.

EXCÈS DE LAIT.

Comme l'excès du lait est ordinairement l'effet d'une vie sédentaire et oisive, d'une nourriture trop succulente, il faut que les nourrices qui en sont incommodées, diminuent la quantité des alimens, ou en prennent de moins nourrissans; qu'elles déterminent les sueurs par des boissons faites avec fleurs de sureau ou de bourrache, un gros dans deux livres d'eau, édulcorées avec deux onces de sirop de vinaigre, ou qu'elles favorisent l'émission de l'urine en buvant une tisane faite avec racines de fraisier, d'asperge, d'ache, de chaque une once dans trois livres d'eau. Elles feront téter souvent leurs seins, et pourront appliquer dessus des compresses trempées dans de l'eau mêlée de vinaigre.

FAIBLESSE D'ESTOMAC.

Les écarts dans le régime, les excès dans les plaisirs de l'amour, l'habitude de manger plus que l'estomac ne peut digérer détériorent considérablement cet organe. Il est donc indispensable de se modérer en tout, et de suivre les avis que j'ai donnés à l'article *Digestion difficile*. On pourrait ajouter l'emploi du cachou dont on fait dissoudre un demi-gros d'extrait dans deux livres d'eau, et que l'on édulcore avec deux onces de sirop de groseilles, ou une décoction de quatre gros de quinquina dans deux livres d'eau avec deux onces de sirop de chicorée. On prend de ces tisanes deux ou trois tasses froides le matin à jeun.

FAIBLESSE DE POITRINE.

Elle est due aux mêmes causes que la faiblesse d'estomac, de plus à une disposition héréditaire et à la mauvaise conformation de la poitrine. Les rhumes négligés peuvent la déterminer, et si on ne s'empresse d'y remédier elle peut dégénérer en pulmonie. Pour prévenir ce fâcheux résultat, il faut, dans l'âge de l'adolescence, proscrire les corsets, les vêtemens étroits qui s'opposent au développement de la poitrine, enfin se conformer en tout au régime qui est tracé à la fin de ce livre, dans la notice sur la pulmonie.

FURONCLE.

C'est une tumeur dont le centre s'élève en pointe et dans laquelle on éprouve une douleur brûlante et pulsative. Quelquefois il se développe plusieurs furoncles en même temps ou successivement, sur diverses parties du corps ou des membres. On couvre la tumeur de cataplasmes émolliens faits avec farine de graine de lin dans une décoction de têtes de pavots. On applique aussi un morceau de linge enduit d'onguent de la mère, pour favoriser la suppuration : le petit ulcère se cicatrise en quelques jours. Le furoncle dépendant presque toujours d'une mauvaise disposition des organes intérieurs, il est souvent indispensable d'ajouter à ce traitement local un traitement interne qui consiste surtout en évacuans. Il sera donc prudent de consulter un médecin, si le traitement local ne suffit pas.

GALE.

Quoiqu'en général on doive confier le traitement de la gale, surtout de la gale ancienne, à un médecin, on peut se traiter soi-même, sans inconvénient, dans la gale simple, récente, contractée par l'attouchement de personnes ou d'objets infectés. Il suffit que le malade se frotte avec la pommade citrine, ou bien avec un mélange de fleurs de soufre et d'axonge. On prend de cette pommade gros comme une noisette dans le creux de la main, et on s'en frotte les mains l'une contre l'autre, ainsi que les poignets et autres parties où les boutons se seraient développés. On répète ces frictions tous les soirs. La dose est d'une once à une once et demie. Après la disparition des boutons, il faut prendre un purgatif, tel que, une infusion de deux gros de séné, deux gros de sel de Glauber dans quatre onces d'eau, que l'on prend en une fois. On peut continuer de prendre du sel de Glauber dans une infusion de chicorée, un gros par tasse.

GERÇURES.

Les gerçures des lèvres se guérissent d'elles-mêmes; on se contente de les enduire de cérat simple. Celles des mains, qui sont l'effet de travaux mécaniques et qui peuvent déterminer le panaris, exigent plus de soins. On ramollit la partie par des bains de son, ou dans une décoction de tête de pavots, et on fait usage de la pommade suivante : *moëlle de bœuf crue, une once; graisse de rognon de veau, deux onces; miel et huile d'olive demi-once de chaque, camphre demi-gros; faites fondre ce mélange à une douce chaleur.* — On prévient les gerçures du mamelon par les soins de propreté, et en le lavant, après que l'enfant a tété, avec une légère infusion de sauge, de mélisse, de lavande et autres plantes aromatiques. Souvent l'inflammation oblige à ne plus donner à téter du sein malade. Lorsque l'épiderme est enlevé, on bassine la partie avec une décoction de racine de guimauve et de têtes de pavots : on applique de la crême, du beurre frais, du cérat de Gallien, de la pommade de concombre, de l'onguent populeum.

HEMORROIDES.

On confond sous le nom d'hémorroïdes, l'hémorragie qui a lieu à la surface libre du rectum, les tumeurs qui s'y forment et les varices des veines hémorroïdales, dont la présence est très-gênante, quand on va à la garde-robe. On y remédie par les boissons légèrement purgatives, tellesque, eau de pruneaux, pulpe de tamarins dissoute dans l'eau bouillante, lavement simple et bains de de siége. On calme la douleur en graissant la tumeur d'onguent populeum ou de cérat mélangé avec quelques gouttes de laudanum. Il est à propos, lorsque l'irritation est dissipée, d'appliquer quelques sangsues, et d'exposer ensuite la partie à la vapeur de l'eau tiède.

INCONTINENCE D'URINE.

Cette incommodité, peu grave en elle-même, mais très-gênante, est d'une cure assez difficile. Chez les enfans elle est souvent l'effet de la masturbation; dans ce cas, la cessation de cette funeste habitude, les bains froids, les boissons amères sont indiqués. En général elle est trop souvent l'effet de circonstances graves, telles que la paralysie, l'irritabilité de la vessie, la faiblesse du col ou son endurcissement, pour qu'on doive en pareil cas s'en rapporter uniquement à soi-même. Je conseille donc de recourir à l'homme de l'art.

INDIGESTION.

Les personnes dont l'estomac est affecté d'une maladie chronique, sont sujettes aux indigestions : dans ce cas il convient de suivre le régime tracé à l'article *Digestion difficile*, et de traiter l'affection de l'estomac. Quoique jouissant d'une bonne santé, un individu peut avoir une indigestion, soit qu'il ait trop mangé, qu'il ait mangé trop vite, ou qu'il ait pris des alimens indigestes. Cet accident s'annonce par une gêne considérable dans l'estomac, des envies de vomir, des faiblesses, des sueurs froides ; quelquefois le visage devient pâle et le malade perd presque connaissance. Il n'y a pas de temps à perdre ; le mal peut devenir promptement mortel. Sans s'occuper d'une foule de remèdes plus nuisibles qu'utiles en cette occasion, tels que confection, thériaque, eau d'anis, de genièvre, etc., il faut déterminer par en haut ou par en bas l'évacuation des alimens que l'estomac se refuse à digérer, au moyen des boissons tièdes, abondantes, telles que l'eau pure ou sucrée, une infusion de thé, de camomille, de mélisse, indifféremment. Si les matières tardent à sortir, on frotte le ventre avec des linges chauds, et on donne des lavemens avec de l'eau tiède et un peu de sel. Il est important de ne prendre aucune nourriture qu'on ne soit parfaitement rétabli, encore faudra-t-il ne manger que peu à la fois.

INSOMNIE.

L'insomnie dépend-elle d'une maladie plus ou moins grave, c'est cette maladie qu'il faut guérir afin de rappeler le sommeil. Si l'insomnie est accidentelle, il convient d'en rechercher et d'en faire cesser la cause. Quelquefois elle est due à de trop sérieuses occupations d'esprit, au défaut d'exercice pendant le jour, à de mauvaises digestions, surtout si, contre l'ordinaire, on mange avant de se mettre au lit. Dans ces différens cas, il est facile de voir ce qu'on doit faire pour recouvrer le sommeil. Il existe, à la vérité, bien des moyens qui sont de nature à faire naître le sommeil, tels que l'opium et ses nombreuses préparations; mais ce sommeil, produit artificiellement, est loin de valoir celui que l'on se procure par un régime bien ordonné, l'exercice modéré, la tranquilité d'esprit, et la sobriété dans les repas comme dans les plaisirs de l'amour. S'il est des cas où l'on doive employer ces moyens artificiels, comme chez les enfans dont les cris sont continuels la nuit, on pourra donner une cuillerée à café de sirop diacode ou de pavots blancs; aux adultes, on peut donner le mélange suivant : eau distillée de tilleul, de pivoine, une once et demie de chaque; laudanum liquide 25 gouttes, et sirop de fleurs d'oranger une once.

MAUX D'OREILLES.

Le peu de soin que l'on a de se nettoyer l'intérieur des oreilles, fait qu'il s'y amasse une matière appelée cérumen, qui s'y dessèche et peut déterminer l'inflammation du conduit auriculaire, ou du tympan. Il peut s'ensuivre une douleur très-vive, un tintement continuel et même la surdité. On combat l'irritation en dirigeant des vapeurs tièdes, émollientes dans l'oreille. On y introduit de l'huile fine non rance. On calme la douleur au moyen d'un peu d'opium porté au fond de l'oreille sur une petite boulette de coton. Si le mal ne cède pas à ces moyens, le médecin doit être consulté.

MAUX DE TÊTE, MIGRAINES.

Cette incommodité, parfois bien gênante, est le symptôme le plus fréquent des maladies internes; alors elle n'exige aucun traitement particulier; elle disparaît avec la maladie qui l'entretient. Lorsqu'un mal de tête survient sans cause connue ou qu'il est causé par le soleil, un vent violent, le feu du poêle, la présence de fleurs ou de substances qui exhalent une odeur forte, il faut se soustraire à ces causes et garder le repos. Si le mal persiste, il est convenable d'appeler le sang aux parties inférieures, au moyen de bains de pieds bien chauds, auxquels on ajoute une poignée de sel ou de farine de moutarde, et où l'on reste dix minutes au plus.

Les personnes qui sont sujettes à des maux de tête, à des migraines périodiques, doivent laisser au médecin le soin d'en rechercher la cause et d'y apporter remède.

MORSURES VENIMEUSES ET D'ANIMAUX ENRAGÉS.

La vipère et l'aspic sont presque les seuls reptiles dont la morsure soit à redouter par rapport au venin qu'elles communiquent; encore n'est-ce que dans les pays chauds qu'on les rencontre.

Aussitôt après l'accident, il faut appliquer sur la morsure de l'alcali volatil pur, ou à son défaut, de l'eau de luce. Si l'inflammation et le gonflement survenaient après l'application du premier remède, on le rendrait moins actif en y mêlant un peu d'huile. Quant à la morsure des animaux enragés, il n'y a encore qu'un seul remède sur lequel on puisse compter, c'est le fer rougi à blanc avec lequel on brûle la plaie, que l'on traite ensuite comme une brûlure ordinaire. Ces sortes d'accidens nécessitent un traitement interne qu'il faut confier au médecin.

NOYÉS. (SECOURS.)

(Extrait de l'Instruction du Conseil de Salubrité.)

Aussitôt qu'une personne est retirée de l'eau, il faut la dépouiller de ses vêtemens, en les fendant d'un bout à l'autre avec un couteau ou des ciseaux. Disposez en même temps, à terre, auprès d'un feu de flamme, quelques matelas et des oreillers un peu durs; étendez dessus une couverture de laine; couchez sur ce lit le malade la tête élevée, le corps bien enveloppé. Faites ensuite sous la couverture, avec des étoffes de laine bien chaudes, des frictions sèches d'abord, et ensuite avec des liqueurs spiritueuses à la surface du corps, et principalement sur le bas-ventre; ou bien, ce qui est préférable, principalement en hiver, faites promptement chauffer de l'eau, remplissez-en, aux deux tiers, des vessies dont vous liez fortement le col, et appliquez-les sur les parties du corps où il est essentiel de rappeler la chaleur. Pendant ces premiers secours, appelez un homme de l'art en état de souffler de l'air dans les poumons du malade, en introduisant un tuyau flexible dans une narrine, en bouchant l'autre ainsi que la bouche. Il faut introduire l'air par petites insufflations, à l'aide d'un soufflet ou avec la bouche. On tâchera de faire respirer au noyé de l'ammoniaque. On se sert pour cela de rouleaux de papier tortillés en forme de mèche qu'on trempe dans de l'alcali volatil affaibli, afin d'éviter qu'il ne cautérise, et on les lui introduit dans les narrines, en réitérant plusieurs fois cette opération. On fera en même temps avaler au malade, s'il est possible, une cuillerée à café d'eau-de-vie camphrée : si le noyé avale, on donnera une cuillerée entière; s'il en résulte des soulèvemens d'estomac sans vomissemens réels, ce qui fatiguerait inutilement le malade, on lui fait avaler successivement trois grains d'émétique dissous dans trois ou quatre cuillerées d'eau; s'il vomit par ce moyen, il faut l'aider par de l'eau tiède. Si le remède opère par les selles, il faut fortifier le noyé, en lui faisant avaler quelques cuillerées de vin. La saignée ne doit pas être négligée dans les sujets dont le visage est rouge, violet, noir, et dont les membres flexibles conservent de la chaleur; la saignée à la jugulaire est plus efficace et fournit le plus promptement une quantité suffisante de sang; à défaut de cette saignée, on ferait celle du pied; mais il faut éviter toute espèce de saignée sur des corps froids, ou dont les membres commencent à se roidir. On doit s'occuper essentiellement de réchauffer les noyés quand ils sont dans cet état. Si le noyé tardait à reprendre ses sens, il faudrait lui donner des lavemens irritans; on s'est souvent servi avec succès du suivant : Prenez feuilles sèches de tabac demi-once, sel ordinaire trois gros; faites bouillir pendant un quart d'heure dans suffisante quantité d'eau, et passez-le.

Quelqu'utiles que soient les secours indiqués, il faut se persuader qu'ils ne réussiront qu'autant qu'ils seront administrés avec ordre, pendant plusieurs heures et sans interruption; leurs effets sont lents et presqu'insensibles : c'est pourquoi il faut les continuer long-tems: il y a des noyés qu'on n'a rappelés à la vie que sept à huit heures après qu'ils avaient été retirés de l'eau. En général la putréfaction est le seul signe de mort.

3.

OPHTHALMIE.

L'inflammation légère des yeux est la seule que l'on doive traiter soi-même. Quelquefois il suffit de soustraire la partie au grand jour et de la bassiner avec une légère infusion de racines sèches de guimauve, ou de graine de lin, au commencement, et ensuite avec un mélange d'eau simple et de quelques gouttes d'eau-de-vie, avec de l'eau de plantain, ou de l'eau de rose. On prendra des boissons délayantes, telles qu'une décoction d'orge et de chiendent édulcorée avec du miel. On pourra rendre ces boissons laxatives en y ajoutant quelques gros de sel de Glauber. Les lavemens, les bains de pieds sont aussi très-utiles. Si le mal persistait, s'il augmentait, il faudraît consulter un médecin qui pourrait juger nécessaire la saignée locale ou générale, ou les vésicatoires.

PALPITATIONS.

Ces mouvemens du cœur précipités et irréguliers sont presque toujours les symptômes d'une affection du cœur ou de ses dépendances : dans ce cas il faut combattre la maladie principale, et c'est au médecin qu'il convient d'en confier le soin. Quelquefois elles sont nerveuses, et alors on fait usage de potion calmante, telle que : infusion de tilleul à laquelle on mêle de l'eau distillée de fleurs d'oranger et que l'on édulcore avec sirop diacode. Il faut surtout éviter les affections tristes, qui donnent lieu à cette incommodité.

PANARIS.

Le panaris peut être la suite d'un coup, d'une piqûre ; dans le principe il semble peu de chose et on le néglige; mais on a tort, car il peut avoir des suites bien fâcheuses, il peut devenir mortel par la violence des douleurs, l'abondance de la suppuration et la gangrène. Quand il est arrivé au point de faire craindre d'aussi funestes résultats, on sent combien il importe de recourir au médecin. Aussi je n'indiquerai ici que les moyens de prévenir le panaris ou de le faire avorter lorsqu'il est récent.

Lorsque la rougeur du doigt, l'augmentation de sa sensibilité annoncent que le gonflement inflammatoire va s'emparer de cet organe, il faut l'entourer de compresses imbibées d'une forte dissolution d'opium gommeux, ensuite tenir la main plongée dans l'eau végéto-minérale, et surtout dans l'eau très-froide, que l'on renouvelle à mesure qu'elle s'échauffe. On joint à cela la diète, les boissons rafraîchissantes, les clystères soir et matin. Je le répète, c'est au médecin qu'il faut confier l'incision du panaris et le traitement qui la suit.

PIQURES D'INSTRUMENS AIGUS, D'ABEILLES, DE GUÊPES.

Quoiqu'assez souvent les piqûres légères, peu profondes, faites par une pointe de fer ou d'acier se terminent sans accidens, et se cicatrisent d'elles-mêmes, il y a tant d'exemples de piqûres dont l'issue a été funeste, qu'il ne faut pas les négliger. On commence par rapprocher les lèvres de la plaie au moyen d'un emplâtre de diachilon et d'une bande de linge entourant plusieurs fois la partie. Si la suppuration a lieu, on mettra la plaie à l'abri du contact de l'air et on la couvrira de charpie et d'une compresse, le tout assujéti par quelques tours de bandes légèrement serrées. Cette précaution étant prise, on pourra consulter un médecin.

Les piqûres de l'abeille ou de la guêpe causent une douleur vive et un gonflement qui dépend de l'aiguillon enfoncé et resté dans la plaie. Il est donc à propos de retirer cet aiguillon dont la présence prolongerait, augmenterait le mal : on lave ensuite avec quelques gouttes d'eau de luce et d'alcali volatil mêlés à un peu d'huile d'olive. S'il survient une fièvre inflammatoire, effet des piqûres nombreuses, ou si la douleur vive et constante fait présumer qu'un nerf a été piqué, il faut consulter un homme de l'art.

POUS.

Une grande propreté et la précaution de se peigner souvent suffisent ordinairement pour prévenir les pous. Cependant, malgré tous ces soins, il est des individus, les enfans surtout, dont la tête produit une grande quantité de pous. On doit dans ce cas couper les cheveux, raser même la tête si rien ne s'y oppose. On pourrait aussi faire usage du remède suivant : *Prenez une once de vinaigre,* une once de staphisaigre en poudre, une demi-once de miel, autant de soufre et deux onces d'huile douce ; formez un mélange, et frottez-en la tête.

RÉTENTION D'URINE.

Voici encore une de ces maladies où il est prudent, indispensable même d'avoir recours à un médecin qui combattra la cause de la rétention. Tout ce qu'on peut se permettre, c'est d'appliquer sur le bas-ventre des cataplasmes émolliens, de prendre des bains de siége tièdes faits avec une décoction de guimauve ou de graine de lin, et de boire une décoction de racines de fraisier, d'asperges, d'ache, de chaque une demi-once, dans deux chopines d'eau.

RHUMATISME.

Le rhumatisme aigu cède presque toujours à une application de 30 à 40 sangsues sur la partie douloureuse, accompagnée de boissons adoucissantes et rafraîchissantes, du repos, de la diète et d'une température douce. Mais lorsqu'il est passé à l'état chronique, c'est-à-dire qu'il dure longtemps et revient à diverses époques, il est si difficile de le guérir, d'y apporter même du soulagement, que je crois aussi utile d'indiquer les moyens de s'en préserver, que de faire connaître ceux que l'on emploie pour s'en débarrasser et dont le succès est douteux.

Il faut éviter l'habitation dans les lieux bas et humides; l'exposition à la pluie et au mauvais temps; les changemens de température, la mollesse, l'oisiveté, l'intempérance. Les professions de berger, de pêcheur, de soldat, de matelot, et les emplois qui obligent à marcher la nuit dans des saisons humides, pluvieuses et froides exposent au rhumatisme.

Néanmoins on calme les douleurs au moyen de frictions avec le liniment volatil camphré, l'eau-de-vie camphrée, d'application de laitue hachée, de compresses trempées dans une décoction de têtes de pavots blancs.

RHUME.

Le rhume est dû le plus souvent au passage subit du chaud au froid, au refroidissement de la tête ou des pieds. Lorsqu'il commence on doit respirer la vapeur d'une eau tiède dans laquelle on a fait infuser des fleurs de mauve, de guimauve, ou bouillir de la racine de guimauve, des graines de lin; on prend des bains de pieds bien chauds, et on boit une infusion de fleurs pectorales, édulcorée avec sirop de capillaire. Plus tard on prend du bouillon de veau et de navets, ou une décoction de jujubes une once, de figues grasses une once, de raisins secs une once dans deux livres d'eau, édulcorée avec deux onces de sirop de gomme arabique.

Le meilleur moyen pour calmer la toux, c'est de prendre en se couchant un lait de poule, fait, comme on sait, avec un ou deux jaunes d'œufs mêlés avec une ou deux onces de sucre, et sur lesquels on répand une tasse d'eau chaude en remuant avec une cuillère. Quelques gouttes de laudanum dans une cuillerée d'eau de fleurs d'oranger sucrée, peuvent calmer la tonx.

SAIGNEMENT DE NEZ.

Il est dû surtout à un exercice immodéré,

à une trop grande application à l'étude, à l'exposition prolongée au soleil, à l'éternument. L'effusion du sang par cette voie est souvent salutaire ; alors il faut la respecter, la favoriser même, si elle a lieu difficilement, en dirigeant des vapeurs tièdes vers les narrines. Si elle était trop abondante et qu'elle affaiblît le malade, il faudrait exposer celui-ci à l'air froid, tenir la tête et le corps dans une position verticale, appliquer des compresses d'eau froide ou mêlée de vinaigre autour du nez, au front, aux tempes, et prendre des bains de pieds bien chauds.

SUEURS IMMODÉRÉES, PENDANT LA NUIT.

Les personnes faibles, qui ont des dispositions à la phthisie pulmonaire, ou qui sont déjà poitrinaires ; celles qui, sans en avoir l'habitude, font usage de certains vins et de liqueurs fortes, sont sujettes à des sueurs nocturnes qui peuvent les épuiser considérablement. On les modère par les boissons légèrement acidulées, comme une décoction d'orge et de chiendent édulcorée avec sirop de vinaigre, ou par les boissons diurétiques, comme décoction de racines de fraisier, d'asperges, d'ache, une once de chaque, avec addition de deux gros de sel de nitre par pinte, édulcorée avec sucre ou miel.

SYNCOPES.

Elles consistent dans la diminution ou la suspension des battemens du cœur, et dépendent, ainsi que les palpitations, de certaines maladies qu'il faut avant tout traiter. Dans tous les cas on place le malade sur un lit, dans un endroit frais; on excite la sensibilité, en lui faisant respirer de l'alcali volatil, ou du vinaigre : on fait des aspersions d'eau froide sur la face, le front et les tempes. Si la syncope ne cédait pas à ces moyens, il faudrait employer les lavemens de tabac, et autres moyens actifs dont l'administration doit être confiée à un médecin.

VARIOLE, OU PETITE VÉROLE.

Lorsque cette maladie présente des symptômes violens, comme maux de tête considérables, douleurs des lombes, fièvre intense, vomissemens fréquens, et que les boutons sont très-nombreux et rapprochés au point de se confondre de toute part; lorsque chez les enfans, il y a diarrhée, et chez les adultes salivation excessive, il en faut confier le traitement au médecin. Dans le cas de symptômes modérés, lorsque la fièvre est peu considérable, que les boutons sont peu nombreux, enfin que rien n'annonce que cette maladie sera alarmante, le traitement consiste à faire diète et à prendre des boissons acidulées, au moment de la fièvre, et à prendre un peu de nourriture quand elle cesse. On emploie, vers la fin, quelques bains pour nettoyer la peau. Si pendant le cours de la maladie, les forces du sujet languissent, on pourra ajouter aux boissons un peu de vin, ou la tisane de lentilles, de scorsonère.

TRAITEMENT PRÉSERVATIF PAR LA VACCINE.

Quoique l'opération de la vaccine doive être confiée, autant que possible, aux personnes de l'art, je ne crois pas qu'il soit hors depropos d'en donner ici le procédé, afin qu'au besoin, des personnes intelligentes puissent, dans les campagnes surtout, la pratiquer et concourir à la destruction d'une maladie qui exerce quelquefois de grands ravages, et propager le seul moyen propre à en garantir. Je ne saurais donner d'instruction plus convenable à cet égard que celle publiée par le Comité de Vaccine, établi à la Faculté de Médecine de Paris. Je vais la transcrire.

INSTRUCTION SUR LA VACCINE.

« Il y a une vaccine vraie et une vaccine fausse.

» La vaccine vraie préserve de la petite vérole; on la reconnaît aux signes suivans :

» 1°. *Vaccine vraie*. En général, on n'aperçoit aucun travail aux piqûres, que du troisième au cinquième jour. Il y a alors une petite rougeur et un peu d'élévation, qui augmente jusqu'au sixième jour. Le septième, l'accroissement est plus marqué, et on aperçoit un petit bouton de couleur argentée, qui a une dépression ou enfoncement au centre, circulairement rempli d'une matière limpide, et qui est entouré d'un petit cercle rouge. Le huitième jour, la base du bouton devient tendue, le cercle rouge augmente, assez souvent avec gonflement ; quelquefois il survient de la fièvre, et le bouton contient plus de matière.

» Cet état augmente le neuvième et le dixième jour ; le onzième, la rougeur diminue ; le douzième, la dépression commence à noircir ; le bouton devient ensuite d'un gris-jaunâtre. Il contient alors une matière qui ressemble à du pus. A dater du treizième jour, le bouton se dessèche et se transforme en une croûte dure, brune, et enfin noirâtre, qui tombe du vingtième au vingt-cinquième jour.

» Telle est la marche de la vraie vaccine, la seule qui préserve de la petite vérole.

» 2°. *Fausse vaccine*. La fausse vaccine ne préserve pas de la petite vérole. On la reconnaît aux caractères suivans :

» Le travail commence le lendemain, quelquefois le jour même de la vaccination; il est accompagné de démangeaisons; il se forme aux piqûres une légère dureté, qui s'aplatit en s'étendant, et qui est recouverte d'une rougeur pâle et vergetée. A dater du deuxième jour, et avant le sixième, il s'est développé un bouton de forme irrégulière, qui s'élève en pointe, qui paraît contenir une matière jaunâtre, laquelle, en séchant, prend l'aspect de la gomme.

» *Ses causes*. Si l'on a pratiqué la vaccination sur une personne ayant eu, ou seulement soupçonnée d'avoir eu la petite vérole, il ne faut pas se servir du vaccin qu'elle produit, parce qu'elle pourrait donner la fausse vaccine.

» La fausse vaccine est produite aussi, 1°. par toute espèce d'irritation étrangère qui arriverait aux piqûres, dans lesquelles on a introduit de la matière de vaccine vraie; 2°. par l'introduction, dans les piqûres, d'une matière vaccine trop avancée et ressemblant à du pus; ce qui arrive ordinairement du dixième au douzième jour.

» *Manière de vacciner*. On vaccine à chaque bras par deux ou trois piqûres faites avec une lancette ou une aiguille sur laquelle on a reçu une petite portion de la matière contenue dans les boutons d'un sujet vacciné depuis huit jours. Il suffit, pour extraire cette matière, de faire superficiellement de petites piqûres sur le bouton. On voit bientôt paraître, à la surface, des gouttelettes d'une matière limpide comme de l'eau. Cette matière est le vaccin.

» *Observations.* Si la personne que l'on vaccine est bien portante, il est inutile de la préparer. Si elle ne l'est pas, il faut rétablir sa santé.

» On peut vacciner à tout âge, même pendant la dentition, lorsqu'elle est sans accident, sur-tout si l'on redoute les approches de la petite vérole.

» On est quelquefois obligé de répéter la vaccination plusieurs fois, quand elle ne réussit pas; ce qui arrive rarement quand on vaccine de bras à bras, et quand le vaccin est pris du septième au neuvième jour.

» Quelquefois la vaccine ne se développe qu'au sixième, septième et huitième jour, et même plus tard; c'est ce qui arrive plus particulièrement dans les temps froids.

« On a vu des piqûres commencer à travailler lorsque les autres, faites en même temps, commençaient à se dessécher: ces cas sont rares.

» La vaccine ne met point, pendant sa durée, à l'abri des autres maladies. Il peut arriver que, quelque temps avant, ou même quelques jours après la vaccination, une personne ait gagné la petite vérole. Alors le vaccin n'ayant pas le temps d'empêcher cette maladie, la vaccine et la petite vérole marcheront ensemble sans se confondre.

» Si une autre maladie survient, on la traitera convenablement; mais s'il ne se déclare aucun accident étranger à la vaccine, il n'y a ni médicament à donner ni régime particulier à suivre. »

VERRUES.

On fait disparaître les verrues en les extirpant avec un instrument tranchant; mais comme ce moyen inspire de la crainte aux malades, on peut y parvenir également de la manière suivante : on prend un morceau de diachilon gommé auquel on fait un trou de la largeur de la verrue, on l'applique de manière que la verrue passe au travers : ensuite on touche à plusieurs reprises la verrue avec un brin de bois trempé dans l'eau-forte; et lorsqu'on a consumé l'excroissance, on couvre la petite plaie d'un emplâtre d'onguent de la mère, afin de faire tomber la croûte et hâter la guérison.

VERS INTESTINAUX.

Les moyens les plus sûrs pour expulser les vers, sont : la mousse de Corse en poudre à la dose de deux à huit scrupules; la graine de semen-contra, le mercure doux à dose purgative, les lavemens réitérés.

On prévient le retour des vers en donnant des boissons toniques et amères, comme infusion de chicorée, de camomille édulcorée avec sirop de coings.

VOMISSEMENT.

Si le vomissement dépend d'une maladie quelconque, c'est cette maladie qu'il faut traiter. S'il est accidentel, spasmodique, on donne *l'eau de fleurs d'oranger une once, extrait aqueux d'opium 15 à 20 gouttes, édulcorés avec une once de sirop de gomme;* on peut aussi faire usage de la potion calmante indiquée à l'article *Palpitations.*

NOTICE

Sur la pulmonie ou maladie de poitrine, accompagnée du régime indispensable aux personnes qui en sont menacées ou atteintes, ainsi que de la recette d'une eau anti-phthisique qui a obtenu les plus heureux résultats.

Tous les médecins célèbres qui, après une longue pratique, ont écrit sur la pulmonie, s'accordent à dire que cette maladie, très-commune de nos jours, est au-dessus des ressources de l'art, lorsqu'elle est bien déclarée; qu'il est même extrêmement difficile de la rendre stationnaire, en s'aidant des moyens qui semblent les plus propres à en arrêter les progrès. On conçoit facilement d'après cela qu'il est plus important de prévenir cette affection que de chercher à la guérir, lorsque le degré où elle est parvenue ne permet plus de compter sur le succès des remèdes, et en laisse que la désolante nécessité de tout tenter pour retarder de quelques instans la mort d'un individu qu'on ne saurait sauver.

Voici les principaux signes d'après lesquels on est autorisé à croire qu'une personne a des dispositions à la pulmonie, et ceux qui annoncent qu'elle est déjà poitrinaire :

1°. Quoique la pulmonie puisse se déclarer à tous les âges, c'est le plus ordinairement de 15 à 30 ans qu'elle se développe. Les personnes d'une taille élancée, surtout celles qui ont le cou allongé, les épaules hautes, la poitrine étroite ; celles qui sont obligées de vivre dans un air chargé d'émanations de charbon, de cuivre ou autres substances propres à le vicier ; ou qui s'exposent à des variations de température, sont très-disposées à la pulmonie. Les jeunes filles qui font de trop bonne heure usage de corsets et autres vêtemens étroits, ou qui vont la gorge et les bras nus par un temps sujet à passer du chaud au froid ; toutes les personnes enfin qui s'abandonnent à la débauche, à l'usage prématuré des plaisirs de l'amour, ou à la funeste habitude de la masturbation, doivent redouter la pulmonie.

Elle succède souvent à une fluxion de poitrine, à la rougeole, à la petite vérole mal soignée; aux écrouelles, aux flueurs blanches répercutées; aux maladies vénériennes mal traitées; à un rhume négligé et à toutes suppressions de transpiration.

2°. Dans la première période de la pulmonie, rien à l'extérieur n'annonce son existence commençante, quoique réellement elle se développe d'une manière occulte. La seconde période offre pour symptôme une toux modérée, un malaise général, continuel, quelque peu de fievre. La troisième période est annoncée par des signes qui ne laissent plus de doute sur son existence; tels sont la rougeur permanente des pommettes, une gêne de la poitrine, une toux sèche, un amaigrissement sensible, une fièvre hectique. La dernière période présente les mêmes symptômes avec plus d'intensité, et de plus, les sueurs nocturnes, le dévoiement, le crachement de sang, la chute des cheveux, l'enflure des pieds, l'abattement général et une respiration gênée.

RÉGIME.

Proscrire les corsets et les vêtemens trop serrés qui s'opposent au développement de la poitrine. Régler les heures des repas qui doivent être composés de mets nourrissans et de facile digestion. Faire un usage fréquent de bon lait et de fruits doux bien mûrs ou cuits; ne boire que peu de vin, et le mêler à beaucoup d'eau; proscrire l'eau-de-vie et les liqueurs fortes; faire sa résidence dans des lienx où l'air est épuré par la présence des arbres et des végétaux; prendre quelques bains; des lavement adoucissans. Un exercice modéré, un repas récréatif, la paix de l'âme, les affections douces, l'absence des passions, les soins de l'amitié sont des moyens bien propres à s'opposer au développement de la pulmonie.

On a proposé et essayé plusieurs médicamens contre la pulmonie commençante, et il ne paraît pas jusqu'ici qu'on ait obtenu des résultats bien satisfaisans; ce qui dépend peut-être ou de ce que ces médicamens n'étaient pas appropriés aux âges et aux constitutions des individus; ou de ce qu'ils étaient administrés sans être accompagnés de précautions d'autant plus indispensables que sans elles les meilleurs remèdes ne sauraient atteindre le but désiré.

L'eau dont j'offre ici la recette, remède dont la nature des substances qui le composent et les nombreux succès qu'il a obtenus, attestent l'efficacité, ne serait elle-même que d'une bien faible utilité, si elle était administrée à des individus chez lesquels la pulmonie serait arrivée à un très-haut degré d'intensité (quoiqu'elle fût cependant alors propre à calmer les ravages de cette terrible maladie), et qui, pendant son usage, continueraient de suivre le genre de vie qui a pu déterminer chez eux la pulmonie, ou ne suivraient pas un régime qui fût propre à favoriser les salutaires effets de ce remède, dont on doit faire sa boisson habituelle, en la coupant avec de l'eau ordinaire pendant les repas.

Il faut avoir grand soin de tenir dans un lieu frais et bien sain la bouteille qui renferme l'eau anti-phthisique, et de la boucher exactement.

RECETTE

DE L'EAU ANTI-PHTHISIQUE.

Prenez limaçons de jardin... 8 livres.
Vers de terre............... 2 livres.

Mêlez ensemble et mettez-les dans un vase de terre et ajoutez forte bierre de Prusse.......... 8 livres.

Remuez bien et laissez poser 2 heures ; ensuite prenez sommités de pas-d'âne, ormin, grande consoude, sommités de pin, marrube, lierre terrestre, de chaque. 2 poignées.

Broyez et mêlez ensuite avec ce qui précède ; ajoutez au tout :

Noix muscade............... 1 once.
Benjoin.................... 2 onces.
Safran..................... 1/2 once.

Après les avoir laissés infuser 8 jours dans 4 livres de cidre, ajoutez lait................. 4 livres.

Faites distiller le tout jusqu'à siccité, et ajoutez à cette eau une once de sucre fin par livre.

Elle se conserve longtemps sans se gâter.

RECUEIL

Des formules indiquées dans le Manuel de Santé, ou qui peuvent convenir aux différentes maladies qu'il renferme.

Boissons ou tisane pectorale.

Prenez : Gomme arabique en poudre, *une once* ; faites dissoudre dans deux livres d'eau froide, et après l'avoir fait bouillir pendant un quart d'heure, ajoutez : sirop de violette, *trois onces*.

Eau végéto-minérale.

Prenez quelques grains de sel de saturne, ou quelques gouttes d'extrait de saturne, délayés dans un verre d'eau, vous aurez l'eau végéto-minérale indiquée pour la brulûre, etc.

Cérat ordinaire.

Prenez : cire blanche, *quatre onces* ; faites fondre à une douce chaleur dans une livre d'huile d'olive fine ; coulez et laissez refroidir.

Tisane contre les vents.

Prenez : Anis étoilé, *demi-gros ;* faites infuser dans deux livres d'eau, et ajoutez miel, *deux onces.*

Cataplasme émollient.

Prenez : Farine de graine de lin, *quatre onces;* mie de pain, *deux onces ;* faites bouillir dans quantité suffisante d'eau jusqu'à consistance de bouillie.

Tisane expectorante.

Prenez : Sommités de lierre terrestre, *une poignée ;* faites infuser dans deux livres d'eau et édulcorez avec une once et demie de sirop de grande consoude.

Tisane délayante.

Prenez : Orge mondé, *demi-once*, chiendent, *demi-once*, bois de réglisse, *deux gros ;* faites bouillir dans deux livres d'eau.

Tisane astringente, contre le dévoiement.

Prenez : Feuilles d'aigremoine, *deux pin-*

cées ; faites infuser dans deux livres d'eau, et édulcorez avec deux onces de sirop de coings.

Potion vomitive.

Prenez teinture d'ipécacuanha *demi-once*, sirop simple *une once*, eau distillée de camomille *quatre onces* : mêlez.

Potion purgative.

Prenez huile de ricin *une once et demie*, jaune d'œuf *un*, mêlez exactement : ajoutez sirop de fleurs d'oranger *une once et demie*, et eau distillée *trois onces.*

Autre.

Prenez pulpe de tamarin *une once ;* faites bouillir dans une livre d'eau, et ajoutez miel *deux onoes.*

Tisane sudorifique.

Prenez fleurs de sureau *deux pincées;* faites infuser dans deux livres d'eau, et ajoutez sirop de vinaigre *deux onces.*

Potion tonique.

Prenez quinquina *quatre gros ;* faites

bouillir dans deux livres d'eau, et ajoutez *deux onces* de sirop de chicorée.

Cataplasme calmant.

Prenez mie de pain *deux onces*, farine d'orge *deux onces*, laitue hachée *une once*; faites bouillir jusqu'à consistance convenable, et arrosez le cataplasme de quelques gouttes de laudanum.

Pommade contre la gale.

Prenez fleur de soufre *quatre gros*, axonge ou graisse de porc *deux onces*; mêlez exactement.

Pommade contre les gerçures.

Prenez moëlle de bœuf crue, *une once*, graisse de rognon de veau *deux onces*, miel et huile d'olive, de chaque *demi-once*; camphre *demi-gros*; faites fondre ce mélange à une douce chaleur, et laissez refroidir.

Potion calmante.

Prenez : Eau distillée de tilleul, de pivoine, *de chaque deux onces*; laudanum liquide, *vingt gouttes*; sirop de fleurs d'oranger, *une once et demie*; mêlez.

Boisson rafraîchissante.

Prenez : Gruau d'avoine, *une once;* faites bouillir dans deux livres d'eau; ajoutez sirop de vinaigre, *deux onces.*

Autre.

Prenez : Acide tartarique, *dix grains;* faites dissoudre dans deux ou trois livres d'eau, et ajoutez deux ou trois onces de sucre.

Boisson diurétique. (Augmentant les urines.)

Prenez : Feuilles de pariétaire, *une poignée;* faites bouillir dans deux livres d'eau; ajoutez quelques grains de sel de nitre et deux onces de sirop de vinaigre.

Potion anti-émétique. (Contre le vomissement.)

Prenez : Suc de citron, *demi-once;* eau, *quatre onces;* sirop de limon, *une once;* faites le mélange au lit du malade.

Boisson adoucissante.

Prenez : Amandes douces, *une vingtaine*; jetez-les dans l'eau bouillante, retirez-les pour les dépouiller de leur peau : broyez-les dans un mortier avec deux onces de sucre ; ajoutez demi-livre d'eau et passez.

PETITE PHARMACIE DE CAMPAGNE.

Acide acétique, ou vinaigre radical. On le fait respirer aux personnes évanouies.

Acide tartarique. Dissous dans de l'eau sucrée, il forme une boisson rafraîchissante.

Agaric de chêne. On l'applique sur les plaies pour arrêter les hémorragies.

Alcali volatil, ou ammoniaque liquide. On le fait respirer aux personnes en syncope, aux noyés, aux asphyxiés.

Boules de Mars ou de Nancy. On applique sur les plaies, les meurtrissures, les contusions, l'eau-de-vie dans laquelle on a plongé ces boules.

Cachou. Son extrait convient dans les faiblesses d'estomac, les indigestions.

Camphre. A la dose de trois ou quatre grains, il calme les spasmes, les convulsions.

Eau distillée de fleurs d'oranger. Elle est calmante, anti-spasmodique.

Eau-de-vie camphrée. Elle est résolutive : on l'emploie dans la paralysie, les douleurs rhumatismales, les engelures, la gangrène.

Eau de Mélisse ou des Carmes : 50 à 60 gouttes dans un verre d'eau : elle convient dans les mêmes cas que le cachou et l'eau de Cologne.

Emplâtre vésicatoire. C'est au médecin à en indiquer l'usage.

Emplâtre diachilon. Il mûrit les abcès ; il ramollit les glandes et les durillons.

Espèces pectorales. Fleurs de mauve, de guimauve, de bouillon blanc, de pas-d'âne, de violette, de coquelicot. (Infusion dans le rhume.)

Ether sulfurique. Maladies nerveuses, indigestions, syncopes, empoisonnemens par les champignons. Cinq ou dix gouttes sur un morceau de sucre.

Extrait gommeux d'opium. D'un à deux grains.

Extrait de saturne. Quelques gouttes délayées dans l'eau, forment l'eau végéto-minérale.

Fleurs de soufre. Contre la gale et les affections de la peau.

Gomme arabique. Excellent pectoral.

Huile de ricin. Contre les vents et les vers. Une once mêlée à un jaune d'œuf.

Ipécacuanha en poudre. Émétique à la dose de 15 à 20 grains. A la dose de 3 ou 4 grains par jour, divisée en 8 ou 10 prises, calmant dans la coqueluche et expectorant dans le rhume.

Laudanum liquide. Calmant, narcotique. Dose de 10 à 15 grains.

Manne. Purgatif à la dose de deux onces, dans du lait ou du bouillon.

Onguent de la mère. Maturatif dans les abcès, les clous, etc.

Poudre de Dower. Purgatif pour les enfans.

Poudre de Brugnatelli. Vermifuge, à la dose d'un demi-gros.

Quinquina. Fébrifuge, stomachique, 10 grains dans la première cuillerée de soupe.

Rhubarbe. Comme le quinquina, et de plus purgative, à la dose de deux gros.

Sel de Glauber. Léger purgatif et antilaiteux, dans du bouillon aux herbes.

Vinaigre des quatre voleurs. Contre le mauvais air et les maladies contagieuses.

Orge mondée, riz, lin, chiendent, bois de réglisse, écorces d'oranges, sucre, miel.

Un mortier, quelques vases vernissés, quelques bouteilles, une seringue, quelques sondes élastiques, une spatule, un couteau; des ciseaux, et autant de bocaux qu'il en faut pour renfermer les substances médicamenteuses ci-dessus.

TRAITEMENT
DES MALADIES SECRÈTES.

Quoique la prudence exige que l'on confie au médecin le traitement des maladies secrètes, il y a tant de personnes qui, faute de connaître les moyens de se guérir d'un mal dont l'aveu leur est pénible, lui laissent faire des progrès tels qu'il n'est plus possible d'y remédier complètement, que je ne crois pas hors de propos d'entrer ici dans quelques détails à ce sujet. Je le fais avec d'autant plus de confiance, que j'ai vu les conseils que je vais tracer avoir les plus heureux résultats chez des individus auxquels je les avais prescrits.

Dans tous les cas, les moyens de traitement que j'indique sont de nature à n'inspirer aucune inquiétude; et s'il était possible qu'ils ne répondissent pas entièrement au but de leur emploi, bien certainement ils ne sauraient devenir funestes.

Lorsqu'après avoir eu des rapports vénériens avec une personne, on voit paraître les symptômes suivans : *Ecoulement par le canal de l'urètre d'une matière plus ou moins épaisse, blanche ou verdâtre; pustules humides ou sèches aux environs des parties génitales; ulcères au gland, à la vulve, dans l'intérieur de la bouche; des taches rouges au front, au cou, aux joues; des pustules, des excroissances, des bubons suppurans dans diverses parties du corps*, on doit craindre d'être infecté du mal vénérien, et faire le traitement suivant:

Pendant les quatre premiers jours il faut diminuer la quantité des alimens, et boire de la tisane suivante:

Prenez: Orge mondée... une once.
Chiendent...... deux gros.

Faites bouillir jusqu'à réduction d'un quart dans deux livres d'eau, et ajoutez quantité suffisante de miel.

On pourra prendre quelques bains chauds, et successivement, si le tempérament le permet, le purgatif suivant:

Prenez: Feuilles fraîches de bourrache,
id. *id.* de buglose,
id. *id.* de chicorée,

De chaque une once, et faites infuser pendant une heure dans deux livres d'eau bouillante: passez et ajoutez deux gros de sel de Glauber et deux onces de sirop de violette. A prendre en quatre verres, à deux ou trois heures de distance.

Au cinquième jour on fera exécuter la liqueur suivante chez un pharmacien :

Prenez : Muriate suroxigéné de
mercure.......... 18 grains.
Faites dissoudre dans alcohol.. un gros.
Etendez dans une pinte d'eau distillée.

On prendra une demi-cuillerée de cette liqueur dans un verre de tisane d'orge ou dans du lait coupé, le matin et le soir, et l'on augmentera d'une demi-cuillerée chaque jour jusqu'au point d'en prendre une cuillerée et demie, qui sera la dose que l'on continuera. Cependant si l'estomac se trouvait fatigué de ce remède, on en diminuerait la dose, ou l'on pourrait l'étendre dans une plus grande quantité de tisane, que l'on boirait par verre à une heure de distance dans la matinée.

Dans le cas où la salivation aurait lieu, il faudrait suspendre l'usage de la liqueur, prendre un bain, et ne boire pendant un jour ou deux que de la tisane d'orge, sauf à reprendre la liqueur lorsque la salivation aura cessé. La durée du traitement est ordinairement d'un mois ; néanmoins il faut continuer de prendre la liqueur plusieurs jours après ce terme. Il faut avoir soin de ne manger que deux ou trois heures après avoir pris la dose, afin de donner au médicament le temps de passer dans les secondes voies. En général, plus on boira de la tisane d'orge et de chiendent, plus on sera certain d'obtenir la guérison.

Pendant le traitement les alimens seront légers et restaurans, tels que bouillons de bœuf, viandes blanches, etc.; on s'abstiendra de vin, de liqueurs fortes, et d'alimens de haut goût. Néanmoins les individus faibles pourront être moins sévères sur ce point, et se permettre un peu de vin.

Il sera bon de prendre un exercice modéré, afin de favoriser la transpiration; mais on aura soin d'éviter le passage subit du froid au chaud, et sur-tout le froid humide.

Enfin, sans cesser l'usage de la liqueur, au moins le soir, on se purgera avec la potion indiquée ci-dessus, une ou deux fois, à deux jours d'intervalle, avant la cessation du traitement.

Tout ce qui vient d'être dit n'est applicable qu'à la maladie vénérienne récente, abstraction faite des symptômes qui la caractérisent, et dont le traitement particulier va suivre. Quant à l'infection ancienne, indépendamment des soins qui accompagnent l'usage de la liqueur indiquée, il faut surtout boire la tisane sudorifique suivante:

Prenez : Salsepareille coupée. deux onces.
Gaïac râpé......... une once.
Sassafras........... deux gros.

Faites macérer pendant vingt-quatre heures dans deux pintes d'eau que vous ferez réduire à moitié sur un feu modéré.

Il faut renouveler cette tisane tous les jours, et faire avec le résidu une autre tisane qui servira de boisson ordinaire.

L'usage doit en être continué un mois ou deux.

Quoique très-souvent cette tisane ait suffi pour obtenir une guérison radicale de la maladie ancienne, sans le secours du mercure, il est plus sûr d'administrer en même temps la liqueur indiquée pour le traitement de l'infection récente; alors on la prend à la dose d'une cuillerée à bouche dans trois ou quatre onces de sirop de *Cuisinier*, le matin; le reste du jour on boit la tisane sudorifique, et on continue ainsi jusqu'à la guérison.

Nota. On ne fait le mélange de la liqueur avec le sirop qu'au moment de le prendre.

SYMPTOMES VÉNÉRIENS.

Chaude-Pisse.

On prendra d'abord une, ensuite deux, en augmentant, des pilules suivantes, auxquelles on pourra joindre quelques verres de tisane sudorifique.

Prenez : Extrait gommeux d'opium. 6 grains.
Camphre . . . . 12 grains.

Faites faire 6 pilules chez le pharmacien.

Ecoulement ou *Blennorragie.*

Prenez de 6 à 10 par jour, moitié le matin, moitié le soir, des pilules suivantes :

Prenez : Rhubarbe et cachou, de chaque, 3 gros.
Baume de copahu, demi-once.
Térébenthine, quantité suffisante.

Faites faire 72 pilules.

Chancres indolens et *Pustules humides.*

Faites des applications sur les parties malades, du cérat suivant :

Prenez : Onguent mercuriel. 1 once.
Cérat simple. . . . . . 1 once et demie.

Mêlez exactement.

Ophthalmie ou *Mal d'Yeux.*

Bassinez légèrement les yeux avec le collyre suivant :

Prenez : Eau distillée de plantain. 4 onces.
Acétate de plomb....... 2 scrupules.
Eau-de-vie............ 2 gros.

Mêlez.

Bubons indolens et *gonflement des testicules.*

Faites des applications sur les parties malades, des emplâtres suivans, que l'on trouve tout préparés chez le pharmacien :

1°. Diachilon gommé ; 2°. *vigo cum mercurio ;* 3°. de cigue.

Les femmes enceintes, atteintes du mal vénérien, feront usage le matin, à midi et le soir, de la poudre suivante :

Prenez : Panacée mercurielle. 2 grains.
Rhubarbe......... 1 scrupule.
Sucre en poudre.... 2 gros.

Faites trois doses, à prendre chacune dans un verre de tisane de salsepareille légère.

Les enfans en bas âge prendront aussi, trois fois par jour, la poudre suivante :

Prenez : Mercure doux..... 1 grain.
Sucre en poudre.... 1 gros.

Faites trois doses, à prendre chacune dans un verre de tisane de salsepareille légère.

ACCOUCHEMENT.

L'ACCOUCHEMENT est une fonction naturelle qui s'exécute le plus souvent sans le secours du médecin ou de la sage-femme, qu'il faut néanmoins appeler autant qu'on le peut, afin qu'ils surveillent et dirigent convenablement la nature dans cette opération, et qu'ils remédient aux accidens qui pourraient survenir pendant ou après l'accouchement, soit à la mère, soit à l'enfant. D'ailleurs la présence d'une personne que l'on sait capable de donner, au besoin, de prompts et utiles secours, inspire beaucoup de confiance à la femme en travail, et la met dans une sécurité qui contribue beaucoup à son heureuse délivrance. On doit donc se hâter d'appeler un médecin ou une sage-femme instruite aussitôt qu'une femme enceinte éprouve les symptômes ordinaires qui annoncent un accouchement prochain. Mais comme il peut arriver que le travail commence et que l'accouchement ait lieu peu d'instans après, avant même qu'on ait pu prévenir le médecin, il est très à propos de connaître ce qu'il importe de faire en pareil cas ; et je me crois d'autant plus autorisé à consigner dans ce *Manuel de Santé* quelques conseils relatifs à l'accouchement, que ce livre est spécialement destiné aux habitans de la campagne, où il n'est pas toujours facile de se procurer à temps un accoucheur, et où d'ailleurs les femmes, ordinairement bien constituées et bien portantes, mettent leurs enfans au monde avec une prompte facilité, et éprouvent rarement d'accidens fâcheux.

Au terme de neuf mois, et, par une cause quelconque, du septième au huitième mois de grossesse, la femme éprouve les symptômes précurseurs de l'accouchement. Les plus ordinaires sont, 1°. les douleurs violentes des reins, qui aboutissent au bas du ventre, se renouvellent par intervalles, et se succèdent d'autant plus rapidement que le travail est plus avancé; 2°. l'écoulement des eaux, après la rupture de la poche qui fait saillie à l'ouverture de la matrice. Peu d'instans après cette rupture, les douleurs deviennent plus fréquentes, plus rapprochées et plus fortes; et enfin une dernière douleur est suivie de la sortie de l'enfant que l'on reçoit au passage et que l'on place entre les cuisses de la mère, de manière à ce qu'il ait la tête en haut et assez éloignée de sa vulve pour qu'il ne reçoive pas le sang qui en découle, sans cependant trop tirer sur le cordon ombilical. On coupe ce cordon avec de bons ciseaux, à deux pouces du ventre de l'enfant, après avoir fait une ligature au moyen d'un fil double à un ou deux travers de doigt du nombril de ce même enfant, que l'on remet à une femme intelligente qui le lavera légèrement avec de l'eau et du vin tièdes, et l'habillera.

Lorsqu'une nouvelle douleur annonce la sortie prochaine du *placenta* ou *délivre*, il faut en saisir la partie qui se présente à l'entrée du vagin, et l'attirer à soi en le tordant sur lui-même. Après cette dernière opération, qui s'exécute aussi le plus souvent par les seules forces de la nature, la femme est délivrée. Alors on la débarrasse des linges couverts de sang au milieu desquels elle est placée, et on la transporte dans son lit, qu'on a eu soin de chauffer un peu. Un grand calme succède à l'agitation précédente, et très-souvent le sommeil s'empare de la nouvelle accouchée.

Je devrais borner ici ce que j'avais à dire sur l'accouchement, attendu que le médecin pouvant arriver immédiatement, on doit s'en rapporter à lui sur les soins particuliers que réclament la mère et l'enfant; cependant, à défaut des conseils d'un accoucheur, en voici de généraux qu'il ne sera pas inutile d'avoir au besoin.

La femme, avant l'accouchement et pendant le travail, ne doit prendre aucune liqueur échauffante, ne se livrer à aucun mouvement violent dans la vue d'accélérer sa délivrance; elle doit ne contrarier en rien la nature. Sa nourriture doit consister en soupe légère, et sa boisson en eau sucrée, eau d'orge ou de tilleul; le repos et le calme sont indispensables, à moins que la lenteur du travail obligeât à se promener modérément. Si elle n'a pas été à la garde-robe depuis plusieurs jours, un ou deux lavemens à la graine de lin seront utiles.

Il est plus avantageux à la mère de nourrir son enfant; cependant, si elle ne doit pas nourrir, elle s'abstiendra de tous les remèdes indiqués pour faire passer le lait, et se contentera de boire abondamment de l'eau d'orge et de chiendent dans laquelle on fera fondre un gros de sel de Glauber par tasse (4 gros suffisent.) Elle reprendra peu à peu sa nourriture ordinaire, après huit jours de régime.

Quant à l'enfant, les soins de sa nourrice lui suffisent; on lui donne cependant quelques cuillerées à café de sirop de chicorée, lorsqu'il est trop long-temps à rendre le méconium qui remplit ses intestins. Les tranchées auxquelles il pourrait être sujet se calment en lui faisant avaler quelques gouttes d'huile d'amandes douces, et mieux en appliquant sur son ventre des compresses trempées dans une décoction de graine de lin.

Il ne faut pas perdre de vue que si, après la délivrance de la mère, le sang continue à couler abondamment, et qu'il y ait perte excessive, on applique sur le ventre des compresses trempées dans un mélange d'eau et de vinaigre froids, que l'on renouvelle fréquemment, jusqu'à la suppression de l'écoulement.

PLANTES MÉDICINALES

A CULTIVER.

Absinthe.
Angélique.
Aristoloche.
Anis.
Aunée.
Bourrache.
Benoite.
Bistorte.
Cabaret.
Camomille.
Ciguë.
Chicorée sauvage.
Cochléaria.
Cresson.
Fenouil.
Fraisier.
Guimauve.
Houblon.
Hyssope.
Jombarbe.
Lavande.
Lierre.
Lys.
Mélisse.
Matricaire.
Menthe.
Pavot.
Pourpier.
Pyrethre.
Ricin.
Rhuë.
Romarin.
Roses rouges.
Sabine.
Saponaire.
Sauge.
Simarouba.
Sureau.
Thym.
Tabac.
Violette.

PLANTES MÉDICINALES

A CONNAÎTRE SEULEMENT.

Aigremoine.
Armoise.
Arroche.
Arnica.
Bardane.
Baume.
Buglose.
Bouillon blanc.
Centaurée.
Consoude (grande).
Chiendent.
Chardon béni.
Coqueliquot.
Fougère mâle.
Fumeterre.
Gentiane.
Gratiole.
Jusquiame.
Lierre terrestre.
Lin.
Marrube.
Mélilot.
Mercuriale.
Millepertuis.
Millefeuille.
Morelle.
Pariétaire.
Pas-d'âne.
Patience.
Pissenlit.
Plantain.
Pulmonaire.
Réglisse.
Scabieuse.
Scrofulaire.
Serpolet.
Tanaisie.
Véronique.
Verveine.
Yeble.

TABLE DES MATIÈRES.

FIN DE LA TABLE.

IMPRIMERIE DE J. MORONVAL,
rue Galande, n. 65, à Paris.